THÉRAPEUTIQUE DE L'INHALATION
D'ALLEVARD

CONSIDÉRATIONS GÉNÉRALES

Laryngite — Bronchite — Asthme

MÉMOIRE

Présenté à la Société d'hydrologie médicale de Paris

Dans la séance du 8 janvier 1877

ET IMPRIMÉ DANS LES ANNALES DE CETTE SOCIÉTÉ

PAR

LE Dr BARON
Membre correspondant de la Société d'hydrologie de Paris,
De la Société de médecine de Lyon,
De la Société de médecine de Grenoble.
Médecin aux eaux d'Allevard (Isère).

PARIS
GERMER-BAILLIÈRE LIBRAIRE-ÉDITEUR
RUE ROTROU, 2

1877

THÉRAPEUTIQUE DE L'INHALATION

A ALLEVARD

MÉMOIRE

Présenté à la Société d'hydrologie médicale de Paris

Dans la séance du 8 janvier 1877

ET IMPRIMÉ DANS LES ANNALES DE CETTE SOCIÉTÉ

PAR

LE Dr BARON

Membre correspondant de la Société d'hydrologie de Paris,
De la Société de médecine de Lyon,
De la Société de médecine de Grenoble,
Médecin aux eaux d'Allevard (Isère).

PARIS
GERMER-BAILLIÈRE LIBRAIRE-ÉDITEUR
RUE ROTROU, 3

1877

THÉRAPEUTIQUE DE L'INHALATION

A ALLEVARD

CONSIDÉRATIONS GÉNÉRALES

La physiologie de l'inhalation, que j'ai traitée avec quelques détails dans une des sessions précédentes de la Société d'hydrologie, me permet d'établir que l'inhalation rend le mécanisme de la fonction respiratoire plus complet, qu'elle modifie l'inflammation chronique des muqueuses bronchiques d'une manière spéciale, qu'elle produit le même effet sur le parenchyme pulmonaire, qu'elle active enfin les fonctions de la peau. Ces différents termes vont nous aider à poser les bornes dans lesquelles se meut son action curative.

Mais avant d'entrer dans les détails, je désire caractériser d'une manière générale la médication par l'inhalation d'Allevard.

L'action des eaux minérales prises en boisson, bains, douches, etc., est très-complexe. On se trouve en effet en présence d'éléments composés, dont la résultante sur l'organisme peut amener des effets aussi variés que le sont les principes de la composition des eaux et la diversité de leurs modes d'application. Rien de semblable en matière d'inhalation : la médication est simple comme le remède. Les effets en sont à peu près uniformes, constants. Nous retrouvons bien ici ce que nous observons partout, même dans les applications thérapeutiques les plus banales, des différences individuelles, des idiosyncrasies; mais en somme les effets produits, surtout sur les organes respiratoires, sont, ainsi que nous l'avons vu, assez concordants.

L'action curative de l'inhalation est donc simple; elle se produit en outre rapidement.

Ce dernier effet résulte de la forme sous laquelle se présente alors le principe sulfureux, ainsi que de la quantité relativement considérable de cet agent, qui se répand dans les pièces.

Il est généralement accepté aujourd'hui que les eaux sulfureuses agissent dans les affections pulmonaires en raison de l'acide sulfhydrique qu'elles dégagent dans l'acte de leur élimination sur les bronches. Or Dupasquier n'a décelé dans les eaux d'Allevard que de l'hydrogène sulfuré seul, à l'état de simple dissolution. Il est évident dès lors que cette circonstance particulière de la composition de nos eaux doit rendre plus certaine, surtout plus facile, de la part des organes de l'économie, cette action chimique qui consiste dans le dégagement de l'hydrogène sulfuré.

L'inhalation ne fournit pas seulement tout préparé le principe actif des eaux sulfureuses, elle le donne encore en abondance.

Ce dernier point, je pense, n'a pas besoin de démonstration. Il est évident que le malade qui vit au milieu d'une atmosphère sulfureuse, pendant plusieurs heures de la journée, reçoit une impression médicamenteuse autrement vive que celui qui se contente de boire quelques verres d'eau minérale. D'ailleurs les effets physiologiques produits, dans le cas d'inhalation, témoignent de cette vivacité d'action. Ainsi se trouvent réunis dans les salles d'inhalation les deux facteurs qui produisent un effet médicamenteux rapide, la présence de l'hydrogène sulfuré dans l'eau minérale, son passage incessant et abondant dans l'air que respirent les malades.

Mais qu'on y prenne garde, cette action, en raison même de sa qualité, peut devenir un danger, si elle n'est attentivement surveillée et contenue. Je n'ai pas seulement ici en vue les organisations impressionables, atteintes à un degré supérieur ou qui supportent mal la cure d'inhalation, mais je vise surtout les malades qui se traitent à leur façon ou qui outre-passent les prescriptions de leur médecin. Le chapître des accidents, si chacun de mes confrères prenait la peine de contribuer à sa rédaction, serait un des mieux remplis. Il m'a été donné d'observer des redoublements de toux, des congestions pulmonaires, des crachements de sang, des accès fébriles, des syncopes même, chez des personnes qui avaient commis de véritables débauches d'inhalation.

La conséquence de la rapidité et de l'énergie d'action de l'inhalation est la promptitude avec laquelle se déclarent les symptômes de la saturation thermale. Il est rare, en effet, qu'un baigneur faisant chaque jour plusieurs heures d'inhalation en séances fractionnées ne soit pas arrêté du vingtième au vingt-cinquième jour, quelquefois plus tôt, par les symptômes de la saturation. Il y a là, à mon sens, un grave danger.

La saturation thermale peut être l'occasion d'une réaction fébrile qu'il faut éviter à tout prix; ensuite elle rompt complètement la cure qui, dans les maladies de la poitrine, a besoin d'être longue ordinairement. Il n'est que prudent chez les personnes qui se traitent par l'inhalation, pour retirer tous les bénéfices de la méthode, de suspendre fréquemment la cure, de ne la reprendre qu'à dose modérée et de continuer ainsi longtemps. De cette manière on ne surmène pas trop les organes respiratoires qui sont souffrants, et l'on peut reculer presque indéfiniment la stimulation générale fonctionnelle, qui n'est autre chose que ce qu'on est convenu d'appeler assez improprement la saturation thermale.

Malheureusement ces préceptes, qui sont sages, ne plaisent qu'à un petit nombre de malades. Ceux-ci, pour la plupart, veulent en vingt ou vingt-cinq jours se débarrasser de leur saison, s'imaginant de compenser par la longueur des séances le peu de temps qu'ils accordent à leur traitement. Il arrive trop souvent alors que le résultat curatif est nul, d'autrefois, il faut savoir le dire, désastreux. J'en ai donné précédemment les raisons.

Un caractère de la thérapeutique inhalatoire, que je veux relever ici, c'est d'être *purement local*.

On sait que dans les stations sulfureuses où se traitent les affections pulmonaires, comme les Eaux-Bonnes, Cauterets etc., la boisson sulfureuse joue le rôle principal. Il ne m'appartient de faire ni l'éloge ni la critique de cette méthode. Seulement je dois à la vérité de dire que la méthode ancienne a sur l'état général des malades une action plus marquée que l'inhalation seule. Avant de traduire son effet sur les organes pulmonaires, la boisson d'eau sulfureuse agit sur les fonctions digestives ; les forces s'accroissent, la nutrition augmente, tandis que l'effet inverse s'observe, quand l'inhalation domine le traitement : les organes respiratoires traduisent alors l'impression reçue, avant que les fonctions des organes plus ou moins éloignés soient elles-mêmes sympathiquement modifiées.

Ce caractère purement local de l'inhalation doit la faire réserver, employée seule, aux affections qui n'empruntent rien ou presque rien aux vices constitutionnels ou diathésiques. Elle convient dans la bronchite simple ou la disposition à cette affection, dans le catarrhe des vieillards ou des emphysémateux, dans la toux nerveuse, l'asthme, les reliquats de coqueluche, la laryngite simple, la congestion pulmonaire, la pneumonie et la pleurésie chroniques. Voilà certes un assez vaste théâtre où l'inhalation trouve avantageusement à s'exercer ! S'il s'agit de bronchite herpétique, rhumatismale, goutteuse, de pharyngite ou laryngite de même nature, de phthisie pulmonaire avec son cortége symptomatique de débilitation générale, il faut alors s'adresser, en même temps qu'à la manifestation locale, à l'état général qui tient l'affection sous son étroite dépendance. L'inhalation remplira encore un rôle ici, tandis que la boisson sulfureuse, aidée des bains et des autres procédés balnéatoires, corrigera mieux que ne saurait le faire l'inhalation seule, la viciation des humeurs qui préside aux diverses diathèses que je viens d'envisager.

Il est un corollaire du caractère local de la médication inhalatoire que je tiens à faire ressortir.

On commence à nous adresser à Allevard des malades qui arrivent de stations voisines ou éloignées; ce sont en général des lympathiques, des herpétiques ou des rhumatisants. Ceux-ci viennent d'Uriage, de St-Gervais, d'Aix-en-Savoie, etc. Dans ces stations on a traité la diathèse; il s'agit à Allevard de remédier à une manifestation qui s'est fixée sur un des points des voies respiratoires, le larynx, les bronches ou les poumons. Après ce que je viens de dire du caractère local de la médication par l'inhalation, on conçoit que nous soyions admirablement armés à Allevard pour combattre ce genre d'affection. Les malades dont je parle ne touchent même pas à la boisson sulfureuse, ils ne font absolument que de l'inhalation. De cette manière ils évitent de troubler en quoique ce soit les effets généraux du traitement qu'ils viennent de suivre ailleurs. Cette pratique est rationnelle, elle nous a jusqu'ici donné de bons résultats, et elle est sans doute appelée à prendre une juste extension. Plusieurs d'entre vous, si je ne me trompe, en ont fait l'essai dans les circonstances particulières que je relate ici; j'ose espérer qu'ils ont eu lieu de s'en applaudir.

J'ai tâché d'apprécier d'une manière générale les caractères de la médication inhalatoire: j'ai constaté la simplicité de son action, la rapidité et l'énergie de ses effets, ainsi que le champ de son application qui paraît restreint aux maladies de l'appareil pulmonaire. J'ai dit quels étaient les avantages de cette méthode, quels pouvaient en être les dangers. Il me reste, avant d'aborder les considérations particulières, de dire un mot des différences dans l'indication des inhalations *tièdes* et *froides*.

Quand on veut se rendre compte des effets curatifs de l'inhalation chaude et froide, il faut envisager les conditions physiques qui sont inséparables de l'un et l'autre de ces moyens.

Dans la salle tiède, l'air a une température de 27 à 28° c., il est dilaté et chaud par rapport à l'air extérieur; il est en plus chargé d'humidité à cause de la vapeur d'eau qui se dégage par un des côtés du local; un jet d'eau sulfurée entretient un dégagement constant d'hydrogène sulfuré dans l'atmosphère de la salle.

Dans les salles froides, la température est celle de l'extérieur, il ne s'y fait pas d'émission de vapeurs, l'air n'est chargé que des gaz naturels de l'eau minérale ; les portes ne sont pas closes, et les malades n'y sont pas assujetis, comme dans la salle tiède, à porter un vêtement particulier.

Il suit de là que l'inhalation tiède emprunte à l'étuve une partie de ses propriétés, et ne tient pas assez compte de celles qui constituent l'inhalation proprement dite : car la condensation de la vapeur d'eau dissout une partie de l'hydrogène sulfuré qui échappe ainsi à la respiration des malades. Bien différente est l'inhalation des salles froides. Ici rien qui rappelle l'étuve, l'air y est aussi frais, aussi sec qu'à l'extérieur, tout l'hydrogène sulfuré parvient à son adresse, ne trouvant pas de vapeur d'eau pour se dissoudre. Aussi l'odorat est-il désagréablement saisi par la présence du gaz sulfuré, et le séjour dans les salles doit-il être rigoureusement limité. Chacun de ces modes a son emploi thérapeutique; le tout est de le justement appliquer.

L'inhalation tiède, qui contient peu d'hydrogène sulfuré et beaucoup de vapeur d'eau, convient aux malades qui ont retenu un certain degré d'acuité dans leur affection, à ceux qui ont de la toux sèche, de l'irritation à la gorge et au larynx. Elle sert aux nouveaux venus de lieu de passage pour arriver à l'inhalation purement gazeuse; les anciens y reviennent quelquefois pour éteindre une stimulation trop vive des bronches, survenue pendant le traitement, ou une fluxion accidentelle. Il faut être sobre d'inhalations tièdes chez les bronchitiques qui craignent les transitions de température, chez les rhumatisants, les pléthoriques, les phthisiques qui ont des sueurs abondantes, enfin chez les malades faibles qui réagissent difficilement.

C'est à arriver aux salles d'inhalation froide que doivent tendre tous les malades. Là, en effet, se trouve répandu en abondance dans l'air le modificateur spécial des affections bronchiques et pulmonaires, le gaz hydrogène sulfuré. « Nous envoyons aux salles froides, dit « M. Laure, les malades qui n'ont pas d'irritation, les « catarrheux exempts de fièvre ou d'état aigu, les « asthmatiques, les tuberculeux, enfin tous ceux qui « peuvent les supporter ou qui redoutent la chaleur de « l'étuve et la transpiration. »

M. Niepce, qui a installé l'inhalation à Allevard et qui a acquis de ce moyen la plus grande expérience, résume ainsi le résultat de sa pratique :

« Ces deux espèces de salles d'inhalation ont des applications thérapeutiques différentes suivant les affections « morbides. Les salles d'aspiration de vapeurs sulfureuses sont indiquées dans les cas de catarrhe bronchique « sans expectoration, accompagnés de toux sèche et « pénible, dans la phthisie au premier degré, dans « l'asthme sec, dans les laryngites et les angines chroniques, tandis que la salle d'inhalation gazeuse froide « est employée dans les catarrhes avec expectoration « abondante, la phthisie au deuxième degré, dans « l'asthme humide, toutes les fois, enfin, que l'affection « est accompagnée d'une sécrétion abondante. »

CONSIDÉRATIONS PARTICULIÈRES.

Le rôle curatif de l'inhalation n'est que secondaire dans les affections qui atteignent des parties accessibles à d'autres moyens ; il en est ainsi pour les maladies qui siégent à la partie supérieure du tube respiratoire, comme les fosses nasales et le pharynx. Cependant ici encore l'inhalation peut rendre de signalés services.

Dans les fosses nasales, il existe des anfractuosités,

les cornets, les sinus frontaux, où les inflammations chroniques se cantonnent d'autant plus volontiers qu'il est plus difficile de les atteindre par les moyens ordinaires : aspiration d'eau sulfureuse par le nez, douches locales, etc. Dans ces cas, l'inhalation gazeuse ou de vapeurs remplit mieux que tout autre moyen l'office de modificateur. Il en est de même pour ces affections si rebelles et si difficilement abordables de la membrane muqueuse qui tapisse les arrière-fosses nasales, le voisinage de la trompe d'Eustache, l'intérieur de cette trompe, enfin toute cette partie qui, comme une voûte, termine le pharynx à sa partie supérieure. Ici encore l'inhalation rendra de bons services. Hors de là, mieux vaut s'adresser au gargarisme, au reniflement, à la douche locale, soit pulvérisée, soit à jet continu.

Il est facile de prévoir que le médecin fera principalement appel à la puissance curative de l'inhalation dans les affections qui siégent profondément dans les bronches et les poumons ; là rien ne peut remplacer avantageusement l'air respirable chargé du principe médicamenteux, l'hydrogène sulfuré.

C'est donc dans les maladies du larynx, des bronches et de la poitrine que se révèle principalement l'action thérapeutique de l'inhalation.

LARYNGITES.

Il est rare que l'inflammation se cantonne seulement dans l'organe vocal, plus rare encore qu'elle n'occupe qu'une portion de cet organe ; le plus souvent elle se propage par continuité de tissu, soit au pharynx, soit plus bas, dans la trachée et jusqu'aux bronches.

Dans le cas de propagation de l'affection laryngienne

au pharynx, le traitement sera mixte ; il comprendra, outre l'inhalation, la pratique des douches pulvérisées ou à jet unique, suivant l'espèce. Si la progression inflammatoire est inverse, c'est-à-dire s'exerce du côté des bronches, l'inhalation seule fera presque tous les frais de la cure.

Nous avons à Allevard trois armes principales pour combattre la laryngite : l'inhalation tiède, la douche pulvérisée à la vapeur et l'inhalation froide.

L'inhalation tiède exerce son action sur les laryngopathies, à forme sèche, irritative, comme les laryngites rhumatismales et herpétiques, et sur celles plus nombreuses, à élément catarrhal, qui reconnaissent une impression plus ou moins répétée du froid sur la peau. Dans cette dernière espèce, la permanence d'un certain état aigu, la sécheresse habituelle de la peau, sont une indication pressante aux émollients légèrement modificateurs, tels que les offre l'inhalation tiède.

L'inhalation froide, elle, convient lorsque toute irritation vive est tombée; elle agit d'une façon substitutive, produit une laryngite sulfureuse, qui a ses caractères spéciaux et tend naturellement à la résolution, pendant que disparaît ou s'atténue l'inflammation morbide. L'inhalation tiède fait pâlir les tissus et les ramollit, l'inhalation froide les colore en rose orangé et les resserre.

Depuis quelques années on fait grand usage à Allevard, dans les affections de la gorge et du larynx, du pulvérisateur à la vapeur. Cet appareil est basé sur le vide préalable déterminé par les vapeurs au moment de leur formation. Le vide permet à l'eau sulfureuse de monter dans un tube jusqu'à sa rencontre à angle droit avec le courant de vapeurs. Celui-ci projette violemment le liquide ascendant et le poudroie. De cette façon, eau minérale pulvérisée et vapeur sont intimement mélangées, de manière à former un nuage tiède que les malades peuvent respirer sans se refroidir.

Cet instrument, qui est de l'inventiou de Siègle, de Stuttgard, et porte son nom, est fort employé par les malades à Allevard, et il le mérite. M. Niepce lui a fait une petite addition, consistant en un tube qui permet de suivre le niveau de l'eau dans le générateur de vapeur. L'appareil Siègle est portatif. A Allevard, depuis trois ans, on est parvenu par une ingénieuse combinaison à le rendre fixe. Dans l'instrument primitif, une chaudière en miniature, chauffée à l'alcool, est le générateur de vapeur, tandis qu'à Allevard la vapeur, qui alimente les appareils fixes, dérive de celle qui est produite pour tous les besoins de l'établissement thermal. De cette heureuse modification résulte pour le système d'Allevard une plus grande force, partant une plus grande puissance d'action.

J'ai constaté à la distance de 10 à 15 centimètres de la naissance du jet pulvérisé une température moyenne de 30° c.; c'est à cette distance que se place habituellement le malade. Quant à l'hydrogène sulfuré, il est assez abondant pour brunir en deux minutes une pièce d'argent.

L'inhalation par l'eau sulfureuse pulvérisée tient le milieu entre l'inhalation tiède et l'inhalation froide ; elle a la vapeur chaude de la première, l'abondance sulfurée de la seconde. Elle agit, en outre, comme une douche très-atténuée en titillant doucement les parties qu'elle touche par suite de la projection des molécules liquides fragmentées à l'infini. La pulvérisation à la vapeur décolore et relâche moins les tissus que l'inhalation tiède, elle ne les stimule pas au même degré que l'inhalation froide. Le médecin trouve à utiliser cette action moyenne dans bien des cas.

Voilà quelles sont à Allevard nos armes pour combattre la laryngite. Mais derrière l'affection se cache presque toujours un vice constitutionnel ou une diathèse confirmée comme la disposition catarrhale, l'herpétisme, le rhumatisme, la syphilis. Nous entreprenons alors, en même temps que la médication locale, une médication plus générale par la boisson, les bains et les douches générales ; nous tâchons de cette façon de détruire le cercle vicieux dans lequel se meuvent nos malades, et nous nous opposons par là à d'incessantes récidives.

La statistique des maladies laryngiennes que j'offre aujourd'hui se compose de 53 cas. Je n'y ai pas compris quelques spécimens de paralysie des muscles intrinsèques et extrinsèques du larynx, les tumeurs polypeuses ou autres du même organe, qui se sont égarés chez nous; ces affections ne relèvent pas de nos eaux. J'ai évité également d'y faire entrer les laryngites tuberculeuses que l'on observe assez souvent chez les phthisiques; celles-ci nous offrent peu d'intérêt et sont bien rarement soulagées par la cure sulfureuse.

Le diagnostic a été porté à l'aide du miroir laryngien, éclairé directement par la lumière solaire. Je préfère celle-ci, bien qu'on ne puisse l'employer à volonté, à la lumière artificielle; elle exige moins d'appareil et donne surtout la coloration plus nette et plus juste des parties malades. Grâce à ce moyen d'investigation, très-répandu aujourd'hui, il est possible de suivre les progrès de la cure et d'annoncer au malade la prochaine réalisation de ses désirs, qui est la guérison ou au moins un notable soulagement.

La laryngoscopie permet, en outre, de réformer certains diagnostics, ce qui fait honneur au médecin et profite au malade. Ainsi je me souviens d'avoir reconnu plusieurs polypes du larynx, que j'ai renvoyés à qui de droit, c'est-à-dire au chirurgien pour en faire l'extirpation.

Les 53 cas de laryngites que comprend ma statistique se divisent ainsi : 8 laryngites simples, 21 laryngites granuleuses, 19 pharyngo-laryngites et 5 laryngo-bronchites.

Dans 17 cas, la cause de la maladie a été accidentelle; elle provenait surtout de fatigues professionnelles, comme cela a lieu chez les professeurs, les avocats, les prédicateurs, les chanteurs, etc. ; 13 fois j'ai relevé une prédisposition catarrhale bien marquée, j'ai noté le rhumatisme 6 fois, la syphilis 1 seule, l'herpétisme 14 fois, le lymphatisme exagéré 3 fois.

Dans la laryngite simple, j'ai obtenu 1 fois la guérison après une seule saison, 2 grandes améliorations, 3 améliorations simples, 2 états stationnaires.

C'est dans la laryngite granuleuse que j'ai relevé le plus grand nombre de cas d'herpétisme, 8; je suis en accord sur ce point avec les observateurs les plus autorisés. J'ai obtenu 8 guérisons : 4 après une saison, 3 après deux saisons, 1 après trois saisons. Par guérison de la laryngite granuleuse, j'entends moins la disparition ou la diminution des granulations, ce qui s'obtient rarement, que l'arrêt dans la naissance de nouvelles poussées glanduleuses, le retour à l'état normal de la muqueuse qui entoure les glandes hypertrophiées, et surtout l'amendement des symptômes si pénibles qui caractérisent la maladie.

J'ai noté 10 grandes améliorations. Pour les obtenir, les malades ont dû faire 1 fois quatre saisons, 1 fois trois saisons, 7 fois deux saisons, 1 fois une seule.

Je dois ajouter 2 améliorations simples et 1 état stationnaire. Dans ce dernier cas, il s'agit d'un malade trop pressé qui ne nous a accordé que quinze jours de traitement.

Les résultats de la cure d'Allevard, dans la laryngite granuleuse, sont bien remarquables à mon sens. Nous savons tous combien cette affection est rebelle de sa nature, combien de traitements médicaux les malades ont subi avant de nous être adressés, aussi n'est-ce souvent qu'à la suite de deux, trois et même quatre saisons qu'ils trouvent soulagement ou guérison à leur maladie.

Dans les pharyngo-laryngites (19 cas), l'état catharral domine; je l'ai noté 8 fois. L'herpétisme n'est pas étranger non plus à la production de cette affection; je l'ai rencontré 6 fois. Cette dernière diathèse ne se manifeste donc pas uniquement sous la forme granuleuse, elle sait à l'occasion revêtir un autre aspect Dans ces 19 cas de pharyngo-laryngites, j'ai vu survenir 1 guérison après une saison, 3 après deux saisons; 8 grandes améliorations, dont 1 après trois saisons, 2 après deux saisons, les autres après une seule; 5 améliorations simples et 2 états stationnaires.

Des 5 cas de broncho-laryngites, 3 relèvent de l'état catharral habituel et 2 du vice rhumatismal. J'ai vu survenir la guérison 1 fois après 3 saisons; 2 grandes améliorations, l'une après trois saisons, l'autre après deux ; 1 amélioration simple et 1 état stationnaire.

En résumé, les 53 cas de laryngite dont je viens de

présenter la statistique donnent au point de vue curatif les résultats suivants :

Guérisons 14 (laryngites simples 1; granuleuses 8, pharyngo-laryngites 4, broncho-laryngites 1).

Grandes améliorations 22 (laryngites simples 2, granuleuses 10, pharyngo-laryngites 8, broncho-lar. 2).

Améliorations simples 11 (lar. simples 3, granuleuses 2, pharyngo-lar. 5, broncho-lar. 1).

Etats stationnaires 6 (lar. simples 2, granuleuses 1, pharyngo-lar. 2, broncho-lar. 1).

Il n'y a pas *un seul cas d'aggravation.*

Les médecins spécialistes croient peu à l'efficacité des traitements thermaux dans les affections du larynx; tout au plus leur accordent-ils de modifier certains états généraux et par cela même d'amener un changement heureux dans les affections locales qui en dépendent. Je suis assuré cependant de l'action topique de l'inhalation sur l'organe vocal. En voici la preuve: parmi les malades que je viens de passer en revue, il en est trois qui avaient des ulcérations intra-laryngiennes; un a été perdu de vue, mais j'ai pu suivre les deux autres. Chez ces deux derniers, il m'a été donné, pendant la cure, d'observer le commencement de réparation des ulcères; ce travail s'est continué après les eaux, et plusieurs mois après, à l'aide du laryngoscope, je constatai la cicatrisation complète des ulcérations. Et cependant il n'avait été fait dans l'intervalle aucun autre traitement que celui qui se pratique à Allevard ! Qu'on ne vienne donc plus mettre en doute l'efficacité des eaux sulfureuses dans la laryngite; elles agissent topiquement par l'inhalation à l'instar des moyens locaux employés par les spécialistes ; elles ont en outre une action générale que rien ne peut remplacer. D'ailleurs les résultats obtenus dans la laryngite granuleuse, si rebelle à tout traitement, temoignent assez haut de leurs bons effets et de la confiance qu'elles doivent inspirer aux médecins.

Je ne veux pas terminer ce chapitre sans présenter une remarque que j'ai faite. Dans un bon nombre de cas, le quart au moins, j'ai noté, en même temps que l'affection au larynx, certaines imperfections respiratoires, se traduisant, soit par de la faiblesse fonctionnelle, soit par une obscurité relative d'un des sommets ou des deux à la fois. Si l'on ajoute que ces malades, par suite d'une hématose incomplète, sont anémiés, facilement essoufflés, on conçoit les craintes pour l'avenir qu'ils doivent inspirer à leur entourage.

Il n'en est cependant généralement rien ; après quelque temps de traitement, ces malades reprennent de la force avec l'appétit, leur respiration redevient facile, et, au bout de la saison, l'expansion pulmonaire se fait généralement bien partout.

Sans entrer dans la discussion de ces faits, je tiens à les signaler, afin de rassurer médecins et malades sur leur portée et leur importance.

Je n'ai pas besoin, je pense, de faire remarquer combien l'inhalation s'adapte au redressement de l'imperfection respiratoire que je signale ici : il me suffit d'invoquer les effets physiologiques de l'inhalation sur la mécanique respiratoire, pour rendre compte de la curation d'un état morbide qui est plus fonctionnel qu'organique.

LA BRONCHITE.

Nos malades les plus nombreux à Allevard sont, sans conteste, ceux qui sont atteints de bronchite chronique.

La bronchite, en effet, est une maladie fréquente, qu'elle existe seule ou qu'elle soit la compagne d'autres affections. Elle est de tous les âges, elle atteint l'un comme l'autre sexe, elle s'alimente facilement au sein de nos populations, grâce aux rigueurs de l'hiver et à l'humidité du printemps. Quand elle résiste, elle excite au plus haut point la sollicitude du médecin et des personnes qui entourent le malade, à cause des accidents dont elle peut être le point de départ, chez les jeunes gens surtout ; car il ne faut pas oublier que ceux qui toussent habituellement dans la jeunesse sont des candidats à la phthisie pulmonaire, quelquefois à bref délai, ou bien à l'asthme, à l'emphysème, au catarrhe dans l'âge mûr, On ne saurait donc apporter trop de soins, quand il en est temps encore, à modifier la disposition morbide qu'ont certains individus à contracter des rhumes avec une fâcheuse facilité. La bronchite est une des affections qui relèvent le plus sûrement de certaines eaux sulfureuses, de celles d'Allevard en particulier. L'inhalation qu'on pratique sur une vaste échelle dans cette station est très-certainement le mode d'administration des eaux le plus direct que l'on puisse employer pour combattre cette maladie. Je n'entends revendiquer pour Allevard que les bronchites qui ont résisté aux moyens curatifs ordinaires, et qui durent depuis un plus ou moins long temps.

Voici les principaux types de bronchite qu'il m'a été donné d'observer à Allevard.

Il est des personnes qui contractent un rhume au milieu de la plus florissante santé ; elles n'y prennent pas garde d'abord, elles ne se soignent pas, continuent à vaquer à leurs affaires ou à leurs plaisirs, jusqu'à ce que s'établisse, en même temps que persistent la toux et l'expectoration, un état dyspeptique accompagné d'amaigrissement, d'un certain degré d'anhélation dans les mouvements. Quand le malade est jeune, qu'il appartient surtout à une famille où les cas de phthisie ne sont pas rares, ces symptômes préoccupent au plus haut point le médecin et lui font craindre l'invasion d'une maladie redoutable. C'est alors que, pour conjurer le péril, les eaux d'Allevard sont invoquées.

Telle est la bronchite *accidentelle.*

Il y a les bronchites *à répétition.* Celles-ci se déclarent à chaque période hivernale, au moindre changement de température, en toute saison. Elles affectent principalement le type catarrhal et ne se bornent pas à l'envahissement des bronches ; le plus souvent, elles font une incursion préalable aux fosses nasales, à la gorge, sous forme de coryza et d'angine. La bronchite catarrhale est propre à certains climats variables et humides, elle est commune chez les personnes qui ont la peau délicate et facilement sudorale. Cette affection, périodique dans le jeune âge ou dans l'âge adulte, tend à se fixer à une époque plus avancée de la vie ; elle devient alors le vrai *catarrhe.* Dans cette dernière forme, la toux devient violente, permanente et se montre surtout le matin ; les crachats sont rares ou visqueux, ou copieux et faciles à détacher. Dans ce cas, ils forment de gros pelotons nummulaires très-peu aérés, d'une couleur vert jaunâtre ou complètement verte ; tantôt ils sont séparés, tantôt ils se réunissent en une seule masse. L'odeur des crachats est nauséeuse, ressemble à celle du mortier humide ou des substances qui se putréfient. Tel est le *catarrhe* des bronches.

Il y a aussi la *bronchorrhée.* Dans cette variété, les paroxysmes de toux et de dyspnée, qui surviennent journellement, sont soulagés par le rejet d'une quantité considérable de liquide ténu, semblable à de l'eau, ou d'une matière filante, visqueuse, ressemblant à du blanc d'œuf battu dans l'eau. 80 ou 100 grammes de ce liquide peuvent être rendus en une demi-heure, à la fin d'un paroxysme (W. Walshe).

Il y a encore la bronchite des *rhumatisants* et des *goutteux*. Ceux-ci présentent souvent une face rubiconde, le ventre gros, le cou dans les épaules ; ils toussent à se rompre la tête; il semble alors que tout leur sang afflue vers elle; leurs yeux s'injectent et sortent de leurs orbites. Et tous ces efforts pour amener un petit crachat sec et dur. Dans la bronchite des *herpétiques*, les phénomènes de spasme se montrent avec non moins d'intensité : ces malades ont ce qu'ils appellent vulgairement une toux d'irritation, ils s'épuisent en efforts inutiles, se déchirent la poitrine, mais ne crachent pas. Les *dartreux*, en effet, sécrètent peu, d'une façon générale, au début. Le *scrofuleux*, au contraire, avec son apparence de fraîcheur sur le visage, tousse sans effort avec une expectoration facile et abondante (Constantin Paul). J'omets à dessein ici la bronchite des phthisiques, que nous étudierons en son temps.

Toutes ces variétés de bronchite ne se présentent pas toujours avec les caractères de simplicité que j'indique ici ; elles peuvent être compliquées d'emphysème, de lésions pulmonaires ou cardiaques.

L'*emphysème*, ou la distension des dernières vésicules bronchiques, est le résultat de la toux habituelle. Celle-ci, qui consiste dans une violente expiration, chasse l'air de la partie centrale du poumon, non-seulement vers le larynx, mais encore contre la circonférence du poumon. En conséquence, les parties périphériques de l'organe sont les plus exposées à devenir emphysémateuses, les supérieures et antérieures notamment. Si la toux est passagère, les vésicules reprendront leur volume et leur ressort; si elle devient permanente, l'emphysème sera définitivement constitué. Les affections catarrhales des bronches, lorsqu'elles se répètent fréquemment, produisent l'emphysème dans les points de prédilection et avec les caractères qu'on lui connaît. L'inhalation d'Allevard n'a pas la prétention de guérir l'emphysème confirmé, mais elle a une réelle action sur celui de date récente, en modifiant avantageusement la bronchite dont il procède. Ce n'est pas tout : la bronchite produit encore, dans le tissu pulmonaire, des lésions importantes : le collapsus, la splénisation et la carnification de l'organe.

Le *collapsus* est cet état particulier des lobules pulmonaires désigné en Allemagne sous le nom d'*atélectasis*; en Angleterre et en France, sous celui de *collapsus*, d'*état fœtal*. C'est par le fait de la présence des mucosités purulentes, par la faiblesse des forces inspiratrices, comme aussi par le peu de puissance des efforts de toux et d'expectoration, que l'air est graduellement expulsé du poumon, lequel s'affaisse et revient sur lui-même.

Dans la *splénisation*, il n'y pas seulement un simple collapsus du lobule pulmonaire, mais une congestion plus ou moins violente; toutefois le tissu est encore insufflable et ne laisse suinter sur la coupe qu'une sérosité sanguinolente. Lorsque cette congestion a duré plus longtemps, le tissu prend alors cette coloration rouge et cette consistance charnue désignée sous le nom de *carnification*. Ces deux états, splénisation et carnification, sont, comme on le voit, des degrés plus avancés de la lésion connue sous le nom d'état fœtal.

Il y a une corrélation étroite entre le poumon et le cœur au double point de vue de l'anatomie et de la physiologie. Il n'est pas étonnant que cette corrélation existe sous le rapport pathologique. Dans les bronchites invétérées, le trouble apporté dans la circulation pulmonaire se transmet à l'organe central circulatoire; il en résulte le plus souvent de l'hypertrophie avec dilatation du ventricule droit, et quelquefois aussi du ventricule gauche (W. Walshe).

Au milieu des différentes circonstances qui accompagnent la bronchite, en modifient la nature, et, par suite, la gravité, quel sera le rôle de l'inhalation? Je vais essayer de le dégager ici.

J'ai insisté sur le caractère purement local de la médication inhalatoire. Employée seule, celle-ci s'adressera de préférence aux bronchites accidentelles, qui peuvent dégénérer en phthisie, aux bronchites catarrhales, à celles qui accompagnent l'emphysème, aux catarrhes, aux bronchorrhées. Quant aux bronchites arthritiques, scrofuleuses et herpétiques, j'ai dit que l'inhalation seule ne suffisait plus, et qu'un traitement thermal complet leur était applicable.

Il est dans la bronchite deux symptômes qui sont communs à toutes les variétés, et sur lesquels l'inhalation a l'action la plus grande, je veux parler de la toux et de l'expectoration. La toux et l'expectoration traduisent l'irritation des muqueuses respiratoires. Ces deux signes ne sont pas toujours en corrélation parfaite; on voit, je l'ai dit déjà, des rhumatisants, des herpétiques avec une toux incessante, n'amener que de rares expectorations. Chez ces malades, la muqueuse bronchique est sèche et congestionnée. Il faut se garder, dans ce cas, de les adresser à l'inhalation froide d'emblée ; il est nécessaire de mélanger, pendant les premiers jours de traitement, la vapeur d'eau à l'élément sulfureux jusqu'à ce que l'éréthisme bronchique étant tombé, l'inhalation gazeuse soit acceptée et produise son action. Dans les hypersécrétions catarrhales des bronches, l'inhalation froide produit de bons résultats. On peut arriver alors, progressivement, à prolonger les séances bien au delà du terme ordinaire, pourvu que le parenchyme pulmonaire soit resté sain. Le plus habituellement on observe, durant la cure, les phases suivantes : surexcitation de la toux et de l'expectoration d'abord, ensuite diminution graduelle et même extinction de l'une et de l'autre; en même temps, modification de la nature des crachats dans le sens normal.

Disons un mot des phénomènes stéthoscopiques que l'on observe dans la bronchite pendant le traitement. Il se produit ici les phénomènes qui se montrent pendant la résolution de la maladie : les râles secs, sonores, sibilants ou autres passent à l'état de râles humides sous-crépitants; ceux-ci finissent eux-mêmes par disparaître en tout ou en partie, à mesure que la résolution de l'inflammation muqueuse s'opére.

Des modifications produites sur un appareil aussi important que celui qui préside à l'hématose, il résulte pour le malade des conditions d'invigoration, de reconstitution générale qui ne tardent pas à se manifester. L'artérialisation du sang se faisant mieux, grâce à la gymnastique pulmonaire, le pouls se relève, les forces se développent, les joues se colorent, l'appétit devient exigeant, etc. La résultante de ces effets se traduit en une nutrition plus parfaite, par suite, en une augmentation dans le poids et le volume du corps.

En matière de complications soit pulmonaires, soit cardiaques, voici ce que j'ai observé pendant le traitement par les inhalations.

Dans l'atélectasis du poumon, la splénisation et même la carnification de cet organe, tant que sa structure anatomique paraît rester intacte, les parties inertes reprennent leurs fonctions, grâce à la gymnastique respiratoire imposée par l'inhalation. Cette action se produit habituellement assez vite, et se traduit chez le malade par une facilité de respiration qu'il ne connaissait plus. Le médecin constate alors, dans la partie du poumon primitivement obscure, le retour progressif du murmure vésiculaire, en même temps que le son mat rendu par la percussion fait place à la tonalité normale. Mais il ne faut pas s'abuser; quand la splénisation et la carnification pulmonaires sont d'ancienne date, il est rare que l'inhalation en ait complètement raison. Il reste alors longtemps, et peut-être toujours, dans les parties indurées qui siégent habituellement à la base postérieure des poumons de la matité relative, de l'obscurité, de la sécheresse respiratoire, ainsi qu'un certain degré de retentissement vocal.

Dans l'emphysème confirmé, quand les vésicules pulmonaires sont distendues outre mesure, qu'elles ont perdu sans retour leur élasticité, l'amélioration devient problématique, bien que dans ce cas même l'énergie supplémentaire apportée aux parties saines dn poumon, du fait de l'inhalation, facilite singulièremet l'acte respiratoire et en impose quelquefois assez au malade pour lui faire croire à une amélioration plus fictive que réelle.

Les maladies du cœur se conduisent, en face de l'inhalation, de manières diverses. Il m'a semblé, en général, que les affections du cœur droit s'en accommodaient mieux que celles du cœur gauche. Cette opinion résulte de l'observation de quatre cas de bronchite avec complication de maladie organique du cœur, qui figurent plus bas dans ma statistique, ainsi que de l'impression qui m'est restée d'autres cas, dont je n'ai pas pris note exacte. La physiologie de l'inhalation concorde assez bien avec l'opinion que j'émets. Chez les inhalants, la circulation cardiaque est en général activée, en même temps que les mouvements respiratoires sont plus profonds.

Il se fait alors un appel plus considérable de sang du cœur droit aux poumons, et un rejet plus actif du liquide artérialisé dans le cœur gauche : d'où tendance de dégagement au profit du premier et d'embarras aux dépens du second.

La statistique des bronchites que je présente est bien incomplète, et ne comprend que 58 cas. Il m'est certainement échu un nombre beaucoup plus grand de malades de cette catégorie, mais on sait combien il est difficile au médecin des eaux de prendre des notes sur chaque cas en particulier ; le plus souvent, il se contente, faute de temps, de relever les observations qui le frappent le plus. Quoi qu'il en soit, ce nombre même restreint comportera, je l'espère, son enseignement.

12 cas peuvent être considérés comme des bronchites *accidentelles* : sur ce nombre, 4 ont obtenu guérison, 1 après trois saisons, les autres après deux ; il y a 3 grandes améliorations, chacune après deux saisons, et 5 améliorations simples après une seule saison.

Ces 12 cas ne prêtent à aucune considération particulière : ils sont simples, sans complication d'état diathésique ou constitutionnel. Aussi ai-je pu prononcer pour quelques-uns d'entre eux le mot guérison.

Il n'en est pas de même pour les catégories suivantes :

Je ne me suis cru autorisé d'inscrire les résultats les plus heureux qu'à la colonne des grandes améliorations. Car qui peut se flatter d'avoir supprimé à jamais une manifestation diathésique chez un malade, ou de ne l'avoir pas seulement déplacée ? D'ailleurs une amélioration considérable est une guérison relative ; il est prudent, en bien des cas, de savoir s'en contenter.

J'ai englobé, sous la rubrique de *bronchite catarrhale*, les bronchites catarrhales simples, les catarrhes et les bronchorrhées. La nature de ces affections est assez semblable ; l'âge du malade et celui de la maladie en font souvent le principal caractère différentiel.

Sur les 27 cas de bronchite catarrhale, je note 15 grandes améliorations ; une de celles-ci a exigé quatre saisons, 4 trois saisons, 5 deux, toutes les autres une seule. Il y a 8 améliorations simples, 3 états stationnaires et 1 aggravation. Cette dernière est due à un état nerveux particulier, surexcité encore par la stimulation sulfureuse.

Dans un des cas stationnaires, un fait singulier a eu lieu. Il s'agit d'une dame qui avait une bronchite catarrhale généralisée, avec oppression et amaigrissement. Deux saisons à Allevard furent impuissantes à modifier cet état, quand, rentrée chez elle, elle rendit par les selles quelques anneaux de tænia. Ce fut un trait de lumière pour son médecin, qui la débarrassa de son parasite, et avec celui-ci disparurent la bronchite et les symptômes inquiétants lui faisant cortége.

Il est des catarrheux et des bronchorréïques chez qui les sécrétions bronchiques abondantes sont une habitude, je dirais presque un besoin de l'économie : il serait dangereux d'obtenir leur complète suppression. Il faut se borner alors à modérer le flux des bronches, en même temps qu'on s'efforce de réveiller les fonctions de la peau qui languissent chez les catarrheux. L'inhalation, nous l'avons vu, est très-propre à remplir ces deux indications essentielles.

11 bronchites sont de nature rhumatismale. Après le traitement, je note : 4 grandes améliorations 1 après trois saisons, 3 après deux ; 4 améliorations simples ; 1 état stationnaire et 2 aggravations.

Les aggravations sont dues à des affections organiques du cœur, qui ont nécessité l'interruption du traitement et le renvoi des malades.

3 bronchites chez des goutteux n'ont obtenu que des améliorations simples, faute d'un nombre suffisant de saisons.

3 bronchites herpétiques ont obtenu chacune une grande amélioration, une après deux saisons, les 2 autres après une seule.

2 bronchites lymphatiques : 1, grande amélioration ; 1, amélioration simple.

Le chapitre des complications comporte : 14 altérations pulmonaires consécutives à la bronchite. Sur ce chiffre, 8 ont éprouvé une grande amélioration, en même temps que l'affection bronchique dont elles relèvent ; il y a 5 améliorations simples ; 1 état stationnaire et 1 aggravation. Cette dernière est liée à une des affections cardiaques qui ont nécessité l'abandon du traitement.

Il y avait 10 emphysémateux : 5 ont été très-améliorés ; 3 améliorés simplement et 2 sont restés stationnaires. 4 affections organiques du cœur ; 2 n'ont pas entravé le traitement (affection du cœur droit), les 2 autres n'ont pas permis de le continuer (lésions valvulaires du cœur gauche).

En résumé, les 58 cas de bronchite, au point de vue des résultats curatifs des eaux d'Allevard, se répartissent de la manière suivante :

Guérisons 4 (bronchites accidentelles).

Grandes améliorations 26 (bronchites accidentelles 3; rhumatismales 4 ; catarrhales 15 ; herpétiques 3 ; lymphatique 1).

Améliorations simples 21 (B. accidentelles 5, catarrhales 8, rhumatismales 4, goutteuses 3, lymphatique 1).

Etats stationnaires 4 (B. catarrhales 3, rhumatism. 1).

Aggravations 3 (B. catarrhale 1, rhumatismales 2). Complications : lésions pulmonaires 15. Etat fœtal, splénisation, carnification (grandes améliorations 8, améliorations simples 3, état stationnaire 1 aggravation 1).

Emphysèmes 10 (grandes améliorations 5, améliorations simples 3, état stationnaire 1, aggravation 1).

Lésions du cœur 4 (2 affections du cœur droit ont permis de poursuivre la cure ; 2 affections du cœur gauhe l'ont arr êtée).

L'ASTHME.

Je suis de l'avis du Dr Laure : si j'avais à indiquer une spécialité pour l'inhalation d'Allevard, c'est l'*asthme* que je choisirais. Jamais, je dois le dire, je n'ai trouvé d'asthmatique réfractaire à l'action de l'inhalation ; quelle qu'elle fût, bonne ou mauvaise, elle s'est toujours manifestée avec une certaine vivacité. Je me hâte d'ajouter que maniée avec prudence et docilement acceptée par les malades, l'inhalation produit, en général, sur l'état des asthmatiques un soulagement remarquable.

Cette première proposition ne semble pas se concilier

avec les résultats de la statistique que je présente plus bas ; il s'y trouve en effet indiqués des cas stationnaires et pas d'aggravation. Je m'explique immédiatement sur ces deux points.

Les cas stationnaires se présentent généralement chez ceux qui n'accordent pas au traitement un temps suffisamment long; l'impression se produit quand même, mais elle n'est pas de longue durée. Deux cependant font exception, qui ont suivi le traitement pendant plusieurs saisons; mais, j'aurai occasion de le dire, l'action curative de l'inhalation chez ceux-ci, après s'être exercée les premières saisons, a fini dans la suite par s'épuiser. Il n'y a là rien qui s'éloigne des règles ordinaires en thérapeutique.

Je ne note pas non plus de cas d'aggravation, bien que des accès d'asthme aient été manifestement causés par des séances d'inhalation bien ou mal dirigées. Seulement ces accès n'ont pas eu de retentissement fâcheux sur le résultat final de la cure; il a suffi pour cela de redresser la direction du traitement ou de connaître mieux l'idiosyncrasie du sujet.

Je n'ai pas la prétention de faire une histoire médicale de l'asthme : je me propose simplement de dire ce que j'ai vu à Allevard concernant cette maladie.

Les cas d'asthme qui me sont échus se rattachent tous, plus ou moins, à la forme *humide*. Il ne s'est offert à mon observation aucun cas d'asthme purement *nerveux*, entièrement dégagé des complications bronchiques et vésiculaires que nous allons mentionner.

Il est vrai de dire que les asthmatiques, qui viennent aux eaux, souffrent généralement depuis longtemps, que leur affection a perdu le caractère de simplicité qu'elle pouvait revêtir au début. Si j'ajoute que nos malades sont des adultes ou des gens âgés déjà, on comprendra que la névrose pulmonaire, qui constitue l'asthme proprement dit, se trouve liée, dans nos observations, aux deux complications qui peuvent en être l'origine ou qui en sont fatalement la suite, le *catarrhe* et l'*emphysème pulmonaire*.

Trois caractères se réunissent pour constituer l'asthme humide : l'attaque d'orthopnée diurne ou nocturne, la dyspnée habituelle, la toux suivie d'expectoration plus ou moins abondante. Chacun de ces trois termes domine plus ou moins, suivant que l'asthme proprement dit, l'emphysème ou le catarrhe sont la note dominante dans la triade morbide que je signale ici.

L'expression des asthmatiques a quelque chose de particulier ; la face a une couleur plombée, elle exprime l'anxiété ; elle est plus pleine que ne le ferait supposer la maigreur du reste du corps. Les narines sont épaisses et la lèvre inférieure est très-souvent en état de turgidité veineuse. Les reliefs du cou s'exagèrent et le tissu cellulaire s'amoindrit ; le malade marche courbé. Les urines sont claires et aqueuses pendant les accès de dyspnée; si le foie est congestionné, si le malade est goutteux ou rhumatisant, elles peuvent charrier abondamment des urates. La voix perd son timbre et s'affaiblit ; soutenir une note, prolonger la voix même en parlant bas, exigent des efforts pénibles. Cette altération dela voix s'explique simplement par le défaut d'air. L'appétit est habituellement diminué, il y a de la constipation ; le manque d'exercice, par suite de l'oppression, rend compte de ce double fait. (W. Walshe.)

Des trois éléments dont se compose l'asthme humide, deux sont susceptibles de s'amender considérablement, le spasme et le catarrhe des bronches; l'emphysème, lui, persiste habituellement au même degré, mais, degagé de ses deux associés, il devient supportable et se concilie avec un assez bon état de santé relative.

Les asthmatiques aiment généralement à respirer au milieu des émanations sulfurées, ils y sentent se détendre le spasme habituel de la poitrine, ils y jouissent d'une facilité respiratoire inusitée; aussi habitent-ils une portion de la journée les salles d'inhalation. Quelques-uns cependant sont éprouvés dès les premiers jours, soit par le fait du déplacement, soit par l'impression soudaine ressentie dans les salles d'inhalation; dans ce cas, il suffit de quelques jours de repos pour voir cesser ces accidents. Les malades reprennent ensuite leur traitement à doses ménagées, ils font des séances courtes; on a soin d'exercer une dérivation salutaire vers les extrémités inférieures, soit par les bains de pied, soit par les douches locales sur les jambes, et l'on a la satisfaction de voir la tolérance s'établir peu à peu. Il est rare que vers la fin de la cure, surtout si les séances d'inhalation ont été prolongées, il ne se manifeste pas un léger retour de l'oppression habituelle; c'est un avertissement pour le malade et le médecin d'avoir à cesser le traitement. J'ai vu des malades, quelque temps après leur retour des eaux, se trouver si bien, qu'ils ont traversé les rigueurs de l'hiver sans atteinte d'accès d'asthme; aussi nous sont-ils revenus, les années suivantes, pour fixer cette amélioration. Souvent ils ont réussi au gré de leurs désirs, et leur asthme est aujourd'hui fort atténué.

Mais il faut savoir le dire, il n'en est malheureusement pas toujours ainsi. J'ai eu la déconvenue de voir des malades, après une première saison, partir dans un état satisfaisant, éprouver, après une deuxième, une amélioration moindre, et ainsi de suite, jusqu'à ne ressentir plus des eaux d'Allevard d'effet appréciable. Ces cas sont heureusement rares, mais il faut les connaître, afin d'exonérer de ce déboire toute personne ou toute circonstance, qui peut en être innocente.

Généralement les asthmatiques, qui ont pendant la cure un ou plusieurs accès journaliers, les voient graduellement s'atténuer en longueur et en intensité, au point quelquefois de ne plus les ressentir au départ. En même temps l'oppression habituelle est moins grande, la marche sur un plan incliné devient possible, la montée aux différents étages des hôtels peut s'effectuer. L'expectoration matinale, qui exige en temps ordinaire de longs efforts de toux pour se détacher, devient plus aisée et moins abondante. Enfin l'appétit renaît, la nutrition s'opère, les nuits sont plus calmes, le malade en un mot se sent revivre.

Chose singulière! Tout cet effort vers un meilleur état de santé s'opère, sans que, bien souvent, les signes stéthoscopiques du côté de la poitrine éprouvent un changement correspondant à cette amélioration.

Qu'un asthmatique se présente dans votre cabinet : vous constatez chez lui de l'emphysème, quelquefois à un très-haut degré, parfois des râles sonores ou sous-crépitants dans différents points de la poitrine. Au départ, lorsque ce même malade, infiniment soulagé, vient vous remercier, vous mettez de nouveau l'oreille sur sa poitrine, et vous êtes étonné de trouver l'affection pulmonaire dans le même état, moins, habituellement, la présence des râles bronchiques. En un mot, la constatation des signes physiques, au moment de l'arrivée et du départ des malades, ne donne pas une raison suffisante du succès obtenu pendant le traitement. Comment dès lors interpréter, chez les asthmatiques, l'action de la cure sulfureuse en général, de l'inhalation en particulier? Evidemment par un effet sur la muqueuse des bronches, sur le système nerveux pulmonaire surtout.

L'action sur les bronches a été suffisamment étudiée dans un précédent chapitre ; je ne m'y arrête pas. L'asthme est au premier chef une névrose des tuyaux bronchiques; les nerfs affectés sont le tronc ou les branches des nerfs vagues ou sympathiques : le résultat est une contraction des muscles de Reisseissen, occasionnant une obstruction plus ou moins étendue et temporaire des petits tuyaux aériens, d'où l'orthopnée. S'il est vrai que l'inhalation ait un effet d'atténuation sur les symptômes que j'indique, l'idée de sédation est celle qui se présente la première et qui semble s'imposer. Dans ce cas, l'inhalation sulfureuse serait au spasme bronchique ce que l'opium est au symptôme douleur. Au premier aspect, il semble en être ainsi. Mais en observant un peu, on s'aperçoit que la sédation sulfureuse n'est point comme celle procurée par l'opium. Ainsi celui-ci calme la douleur au plus fort de la crise, tandis que l'air des salles d'inhalation est, en général, insupportable aux asthmatiques, lorsqu'ils sont en plein accès; j'en ai vu qui seraient morts, si on les y eût laissés. L'inhalation combat les accès d'asthme dans l'intervalle des attaques ou lorsque celles-ci sont faibles; elle a moins en vue les accès présents que ceux à venir. Les deux sédations, que j'envisage ici, ne se ressemblent donc pas, bien que le résultat définitif soit le même; c'est que l'opium et les autres narcotiques agissent d'une manière directe, l'inhalation sulfureuse d'une manière indirecte. Je vais plus loin; l'hydrogène sulfuré est si peu le sédatif direct des crises de dyspnée que je l'ai vu les occasionner plusieurs fois. En voici deux exemples :

Une dame rhumatisante, qui avait été autrefois sujette à l'asthme et qui en avait été délivrée par une jetée rhumatismale sur les membres inférieurs, recommence à Allevard la série de ses accès, pour avoir accompagné sa fille à la douche locale, et avoir respiré pendant ce temps la vapeur imprégnée d'hydrogène sulfuré. Il est à noter que, dès que la poitrine fut prise chez cette dame, les jambes se dégagèrent comme par enchantement.

J'ai vu plus. J'ai donné mes soins à une malade, atteinte d'une affection naso-pharyngienne de nature catarrhale, pour laquelle elle était soumise à l'inhalation. Cette dame s'oublia un jour jusqu'à rester une heure et demie sans sortir de la salle, il en résulta un spasme des bronches avec orthopnée, qui jeta cette dame, durant plusieurs heures, dans une angoisse inexprimable. Cette malade n'avait jamais éprouvé rien de semblable, et le spasme une fois disparu ne se reproduisit jamais plus. Après ces exemples, il est difficile d'admettre, qu'en matière d'asthme, l'inhalation agisse par effet sédatif direct. M. le Dr Laure, dont je prise infiniment le talent d'observateur, nous dit bien qu'un asthmatique n'a pu récupérer une certaine facilité de respiration que dans les salles gazeuses ; le fait ne peut pas être révoqué en doute, puisque M. Laure l'a vu et le dit; mais à coup sûr il est exceptionnel, et je ne l'ai pour mon compte jamais observé.

Il me souvient au contraire d'un asthmatique, en pleine crise depuis 12 heures, qu'en désespoir de cause je fis conduire aux salles froides. Je me souviens aussi de l'horrible angoisse qui s'empara de ce malheureux, sitôt qu'il eut pénétré dans le milieu sulfureux ; je n'eus que le temps de l'en faire bien vite sortir.

Voici à mon sens le mode d'action de l'inhalation dans le cas d'asthme. L'inhalation combat la disposition en vertu de laquelle la dyspnée se manifeste; elle régularise l'influx nerveux pulmonaire, qui est profondément troublé dans cette maladie, force la cage thoracique à se dilater, et modifie le catarrhe concomitant.

Au point de vue de l'étiologie de l'asthme, voici ce que j'ai observé à Allevard :

Bon nombre de malades, le quart au moins, invoque chez les ascendants de l'asthme ou du catarrhe. Je doute fort que ce seul antécédent suffise à déterminer l'explosion des attaques de dyspnée ; il constitue en tout cas une grave prédisposition que la moindre cause occasionnelle tend à développer dans le sens pathologique héréditaire.

Nous retrouvons encore ici les trois principales diathèses, que nous avons vu associées à certaines laryngites et bronchites : le rhumatisme, la goutte et l'herpétisme. Je n'ai pas observé que chacune de ces diathèses imprimât à l'asthme une physionomie différente. J'ai constaté seulement que le rhumatisme se montrait plus fréquent dans l'asthme que les autres vices constitutionnels. Voilà pour les causes *prédisposantes*.

Quant aux causes *efficientes*, elles sont nombreuses : ce sont d'abord des ouvriers, travaillant au milieu de poussières organiques comme la soie, le coton, la farine, les débris d'étoffe de laine, toutes matières fort irritantes pour les bronches. Ce sont ensuite des gens qui, par profession, exagèrent le jeu des poumons, saltimbanques, crieurs publics et joueurs d'instruments à vent. Ce sont enfin des personnes s'exposant journellement aux intempéries, et payant à la bronchite et à l'asthme un large tribut : les chasseurs de profession, les laboureurs, et propriétaires de la campagne. Telles sont les diverses catégories dans lesquelles se sont recrutés les cas d'asthme que j'ai observés à Allevard.

Le traitement est assez uniforme pour tous; l'inhalation sulfureuse en fait le fond.

Aux malades, dont les grands accès ne se produisent pas depuis quelque temps, à ceux qui expectorent facilement, je prescris d'emblée les inhalations froides. Je réserve au contraire les inhalations tièdes aux asthmatiques en puissance d'accès, ou qui en sortent, à ceux dont l'expectoration est rendue difficile par l'adhérence des crachats, occasionnant des quintes de toux avec suffocation. Je proportionne le temps des inhalations à l'acuité de l'affection, à la susceptibilité particulière des individus. Aux asthmatiques très-oppressés, à ceux dont les membres inférieurs sont habituellement refroidis, je fais prendre des douches locales très-chaudes; chez ceux qui offrent les mêmes symptômes, mais atténués, je me contente des bains de pieds.

Je fais administrer la douche générale aux arthritiques. Cela ne peut se faire qu'avec beaucoup de réserve et à de rares intervalles, en ayant soin d'épargner, sous le jet, les parties supérieures du corps au profit des inférieures. Je conseille les demi-bains aux herpétiques, et progressivement les bains entiers. Je m'efforce de cette façon, en même temps que l'affection, de combattre la diathèse.

Je prescris à tous, autant que possible, la boisson d'eau sulfureuse à doses ménagées. Je reconnais à celle-ci bien des avantages.

D'abord, elle aide à la sulfuration générale de l'économie d'une façon lente et douce. Elle agit comme l'inhalation, bien qu'à un degré inférieur, par l'élimination de l'hydrogène sulfuré, qui s'opère à chaque instant de la journée sur la muqueuse des bronches. La boisson minérale sulfureuse est en outre un excellent dépuratif du sang, corrigeant le vice des humeurs, altérées dans les états constitutionnels ou diathésiques qui dominent l'asthme. Enfin l'eau sulfureuse, employée en boisson, frappe à toutes les portes, depuis l'estomac jusqu'aux organes urinaires et cutanés, dont elle stimule les fonctions. Ainsi se trouvent activées et régularisées, si leur perversion n'est pas trop profonde, les grandes fonctions d'assimilation et d'élimination qui constituent en définitive les phénomènes esssentiels de l'existence des individus.

La statistique des cas d'asthme que j'ai à offrir s'élève au chiffre de 31. Il y a 18 cas d'asthme *catarrhal,* 7 d'asthme *rhumatismal*, 2 *goutteux*, 4 *herpétiques*.

J'entends par asthme *catarrhal* la forme la plus commune chez mes malades, celui qui est lié à l'existence d'un catarrhe permanent, ou au moins à une disposition catarrhale prononcée, que ces phénomènes aient précédé ou suivi la névrose pulmonaire. Je n'ai pas ici à définir les autres formes, qui sont diathésiques ; je crois l'avoir suffisamment fait dans les considérations qui précèdent.

En matière d'asthme, je n'ose pas plus prononcer le mot de guérison, que je ne l'ai fait pour les bronchites diathésiques. Il est certain qu'au point où en sont nos asthmatiques, on ne peut pas espérer de les guérir, mais de les soulager seulement. Il est bon de faire remarquer que l'atténuation considérable des accès, pour se produire, veut un assez long temps de traitement et des saisons répétées. Sauf quelques rares exceptions, les améliorations simples et les états stationnaires, dans notre statistique, se traduiraient en grandes améliorations, si les malades se pénétraient mieux de l'insistance qu'ils doivent apporter dans le traitement d'une affection aussi rebelle que l'asthme.

Au point de vue du résultat curatif, les 18 cas d'asthme *catarrhal* se partagent de la manière suivante : 8 grandes améliorations, dont 1 après trois saisons ; 3 après deux, les autres après une seule; 7 améliorations simples, dont 2 après deux saisons, et 3 états stationnaires. De ces 3 derniers, un a fait un traitement incomplet ; il est simple qu'il n'en recueille aucun fruit : il n'en est pas de même des deux autres, dont l'un a fait quatre saisons et l'autre trois. C'est à ces deux derniers cas que se rapporte la remarque, que j'ai faite plus haut, de la dégradation successive de l'effet thérapeutique de l'inhalation chez certains individus. Ainsi le malade qui a fait quatre saisons a été très-soulagé dans les deux premières, moins dans la troisième, et pas du tout durant la quatrième. Il en a été de même pour celui qui a fait trois saisons. Ces derniers cas avaient besoin de ce commentaire pour expliquer la place qu'ils occupent en statistique.

Il y a 7 cas d'asthme *rhumatismal*, dont 3 grandes améliorations, 3 améliorations simples, et 1 résultat incomplet. Il en est ici comme précédemment : ce sont les malades qui ont le plus de saisons, et les saisons les plus longues, qui obtiennent le résultat le plus complet.

Il y a 2 cas d'asthme *goutteux* : 1 grande amélioration avec quatre saisons; 1 état stationnaire, grâce à une hypertrophie énorme du cœur ; 4 cas d'asthme de nature *herpétique;* 1 grande amélioration, 3 améliorations simples.

En résumé, les résultats curatifs, sur les 31 cas d'asthme que je viens de mentionner, sont les suivants :

Grandes améliorations, 13 cas (asthme catarrhal 8, rhumatismal 3, goutteux 1, herpétique 1).

Améliorations simples, 13 (catarrhal 7, rhumatismal 3, herpétique 3).

Etats stationnaires, 5 (catarrhal 3, rhumatismal 1, goutteux 1).

Pour terminer l'étude des maladies de la poitrine, il me reste à traiter de la *pleurésie*, des *engouements* et de la *phthisie pulmonaire.* Je réserve ces sujets importants pour une prochaine communication à la Société d'hydrologie.

Typ. A. PARENT, rue Monsieur-le-Prince, 31.

www.ingramcontent.com/pod-product-compliance
Ingram Content Group UK Ltd.
Pitfield, Milton Keynes, MK11 3LW, UK
UKHW021122230726
13926UKWH00002B/596